GIUSEPPE CASSIBBA

NUTRIZIONE CHETOGENICA

Come Perdere Peso, Rinforzare Il Tuo Sistema Immunitario E Ritardare L'Invecchiamento Grazie Alla Dieta Chetogenica

Titolo

"NUTRIZIONE CHETOGENICA"

Autore

Giuseppe Cassibba

Editore

Bruno Editore

Sito internet

http://www.brunoeditore.it

Sommario

Introduzione

Ciao, sono il dott. Giuseppe Cassibba. Sono un medico chirurgo diplomato in Medicina Estetica e perfezionato in Nutrizione Clinica. Esercito la professione da 27 anni e da oltre 15 mi occupo di Nutrizione Chetogenica. Mi sono laureato presso l'Università degli Studi di Catania dove ho anche conseguito l'abilitazione all'esercizio della professione medica.

Il desiderio di mia madre è sempre stato quello di vedermi realizzato come medico di famiglia, idea che, non nascondo, durante gli studi universitari mi allettava e non poco. Ma man mano che mi avvicinavo alla laurea venivo affascinato sempre più dallo studio della fisiologia umana, dalla scienza dell'alimentazione e dall'anti-aging. Così, appena laureato e abilitato mi sono iscritto subito ai primi corsi di formazione in dietologia e metodiche di medicina estetica.

Ho avuto la fortuna di essere ammesso alla Scuola Internazionale di Medicina Estetica di Roma, da cui mi sono diplomato nel 2000, diretta allora dal compianto prof. Carlo Alberto Bartoletti, di cui mi fregio essere stato allievo.

Mi sono perfezionato in Nutrizione e Dietetica Clinica con la prof.ssa Rosalba Mattei presso l'Università degli Studi di Siena. Ho conseguito il Master in Chirurgia Estetica Morfodinamica con il prof. Marco Klinger presso l'Università degli Studi di Milano. In tale occasione ho avuto la possibilità di vivere l'esperienza francese frequentando l'Università di Bordeaux.

Nel 2016 avviene per me una vera e propria svolta professionale realizzando il sogno di approfondire gli studi sull'anti-aging negli USA. Ottengo la certificazione presso lo ZO Skin Health Institute di Beverly Hills a Los Angeles con il dott. Zein Obagi, famoso dermatologo delle Star di Hollywood.

Negli anni a seguire ho anche la fortuna di presenziare a vari Simposi accanto a lui, di presentare la sua filosofia sulla pelle sana nei maggiori congressi italiani di medicina e chirurgia estetica e di formare altri medici su tutto il territorio nazionale sulle sue avanzate metodiche anti-aging.

Svolgo l'attività libero professionale dal lontano 1995 dopo un'esperienza entusiasmante all'interno dell'Aeronautica Militare Italiana in qualità di Ufficiale Medico.

Ho avviato diverse realtà professionali nell'ambito del benessere e della bellezza. In ultimo il Cassibba Institute, centro di nutrizione ed estetica avanzata, al quale si è appena affiancato l'Antiage Institute, centro polispecialistico ad indirizzo anti-aging.

Sono spostato con Lina, da cui ho avuto due figli, Enrico e Carlotta. Loro tre sono la mia motivazione di crescita personale e professionale. Questo libro nasce dal voler lasciare a loro qualcosa che resista nel tempo e a te uno strumento per migliorare la qualità della tua vita.

Tutto il mio percorso personale e professionale è nato da un bisogno di voler migliorare la qualità della vita, in primis la mia. Fin dall'adolescenza ho dovuto lottare contro la mia predisposizione genetica al sovrappeso. Inoltre, sono figlio di una generazione in cui era d'obbligo integrare la comune alimentazione di un bambino con massicce dosi di vitamine, soprattutto quelle del gruppo B per stimolare l'appetito. Metti insieme una genetica infelice ed un eccessivo introito calorico ed il gioco è fatto: ecco a voi un timido e introverso tredicenne "tutto ciccia e brufoli".

Fatto sta che all'età di 13 anni ho fatto il diavolo a quattro per convincere i miei genitori ad iscrivermi in piscina prima ed in palestra successivamente.

A 14 anni ho intrapreso la mia prima dieta da autodidatta affidandomi ai consigli di nutrizionisti ed atleti pubblicati sulle riviste di fitness. Successivamente, ho approfondito la scienza dell'alimentazione e la fisiologia del dimagrimento leggendo una moltitudine di libri del settore, e questo ben prima di iniziare gli studi universitari.

Ero iscritto al primo anno di medicina quando ho messo a dieta il mio "primo paziente" (esercizio abusivo della professione?), un compagno di palestra che ha avuto il coraggio di affidarsi alle mie acerbe competenze. Lui è stato recidivo: qualche anno fa ha seguito con me un percorso di nutrizione chetogenica perdendo ben 65 kg e dando una svolta incredibile alla sua vita. La sua motivazione era alta. Essendo padre di una bambina, voleva recuperare la sua salute per godersi appieno la crescita della piccola.

Col progredire degli studi ho continuato a sperimentare su me stesso qualsiasi regime dietetico, passando dalla dieta mediterranea alla zona, provando la dieta dei gruppi sanguigni, quella iperproteica e la dissociata. Insomma, la fame è stata una mia costante compagna di viaggio. Almeno finché non ho scoperto il segreto per non soffrirla più, ma di questo te ne parlerò nei prossimi capitoli.

La mia motivazione personale per controllare la tendenza al sovrappeso è sempre stata la non accettazione della mia forma fisica. Sono sempre stato appassionato di bodybuilding e sollevamento pesi ed è stato difficilissimo accettare i miei limiti genetici.

Credo di aver avuto la soddisfazione di vedere la "tartaruga" in sostituzione della mia pancetta solo una volta nella mia vita e per una sola stagione estiva. Ma vuoi sapere la verità? Il gioco non è valso la candela. Mi alzavo alle 6 del mattino per fare la prima sessione di cardio per 1 ora a digiuno. Alle 12 ero in palestra per circa 1,5-2 ore di pesi. Alle 21 rientravo da lavoro ed eseguivo la seconda sessione di cardio, un'altra ora di sudata. La dieta era basata solo su petti di pollo, verdure, acqua, vitamine e sali minerali. Risultato? Addominali a parte, ero sempre sudato, nervoso, irascibile, affamato, stanco e insonne. La vita sociale era pari a zero e non solo per me. Anche mia moglie e mio figlio si ritrovavano coinvolti nel mio delirante stile di vita.

Col passare degli anni per fortuna si diventa più saggi. Oggi il mio mindset è decisamente indirizzato ad aspetti di maggior valore. L'esigenza oggi di controllare la mia forma fisica nasce dalla voglia di migliorare la qualità della mia vita contrastando il fisiologico processo di invecchiamento dell'organismo e prevenendo il più possibile l'insorgere di eventuali malattie. Voglio invecchiare in salute godendomi al massimo la mia famiglia negli anni a venire.

Prima ti ho accennato al mio personale segreto per non soffrire più la sensazione di fame stando a dieta. Bene, lo stesso segreto mi permette di beneficiare di quanto ti ho descritto sopra ed è semplicissimo. Parliamo dello stile alimentare che seguo per circa sei mesi l'anno, la nutrizione chetogenica. Risultato? Zero fame, controllo del peso corporeo, mantenimento del tono muscolare e cutaneo, ringiovanimento della pelle, esami del sangue assolutamente nella norma, energia fisica e mentale al top. Inoltre, sono anni che non mi ammalo di influenza e nemmeno di un semplice raffreddore nonostante andando in moto tutto l'anno mi esponga a condizioni climatiche non sempre favorevoli.

È giusto dire che, oltre allo stile alimentare, pratico costantemente attività fisica tutto l'anno, non fumo, a parte la concessione mensile di un buon sigaro accompagnato dal mio whisky preferito, assumo ciclicamente integratori adatti alle mie esigenze.

Con questa lettura spero di riuscire a trasferirti le nozioni necessarie per riuscire anche tu a migliorare la qualità della tua vita. Nei capitoli seguenti vedremo insieme quali benefici potrai ottenere nel breve e lungo termine adottando una corretta nutrizione. Ognuno di noi ha diritto al benessere psico-fisico vivendo in salute.

Approfondiremo quali siano le scelte sbagliate a tavola e quali siano i falsi miti da smontare. Non sempre le informazioni diffuse tramite i mass media e i social media hanno dei reali fondamenti scientifici. Nella maggior parte dei casi si tratta di luoghi comuni.

Ti spiegherò in cosa consiste la nutrizione chetogenica, ovvero come seguire uno stile alimentare a bassissimo apporto di carboidrati e come gestirne il consumo nel tempo. Le attuali evidenze scientifiche hanno sdoganato le false credenze sugli improbabili danni da diete proteiche.

Un sistema immunitario efficiente è indispensabile per vivere in salute e quindi garantirci benessere e qualità di vita per gli anni a venire. Vedremo nello specifico come possiamo renderlo forte ed efficiente grazie alle corrette scelte alimentari e non solo.

Ovviamente, la prevenzione interesserà altri aspetti della nostra salute come il controllo del peso corporeo, il buon funzionamento del sistema endocrino, il diabete, le malattie cardiovascolari e respiratorie, le problematiche osteoarticolari, le patologie neurologiche, l'invecchiamento generale, l'infiammazione dell'organismo.

Ti illustrerò il protocollo che personalmente adotto nella mia pratica clinica quotidiana, per pianificare con i miei pazienti il percorso di nutrizione chetogenica più adatto alle loro esigenze. In tale ottica valuto anche la tipologia di attività fisica da consigliare e la prescrizione di specifici integratori a supporto di dieta ed esercizio fisico.

Il paziente aderendo al protocollo ottiene benefici a breve, a medio e a lungo termine: rapida perdita di peso in assenza di fame, miglioramento del tono dell'umore e dell'efficienza psico-fisica, incremento del tono muscolare, miglioramento dei parametri ematochimici, riduzione dello stato generale d'infiammazione dell'organismo e degli episodi di cefalea per chi ne soffre, miglioramento delle funzioni digestive, e tanti altri benefici che scopriremo insieme proseguendo nella lettura.

Capitolo 1:
Come iniziare con la giusta motivazione

Prima di spiegarti cosa accade al tuo organismo modificando il tuo stile di vita e quali benefici puoi trarne è giusto chiarire alcuni punti fondamentali. Ogni percorso prevede prima la definizione di un obiettivo da raggiungere. Quindi, avremo un punto di partenza, vari steps intermedi e un punto di arrivo che coinciderà con il tuo obiettivo.

Tutto questo richiederà da parte tua impegno, disciplina, costanza. Magari dovrai rinunciare a socializzare con un aperitivo ricco di grassi saturi, zuccheri, sale e calorie inutili. Pensa però agli incredibili benefici che otterrai sulla qualità della tua vita e sulla longevità.

E ancora, benessere psicofisico e sessuale, controllo del peso corporeo, miglioramento dello stato generale di salute, efficienza del sistema immunitario, rallentamento dei processi d'invecchiamento, miglioramento dei rapporti sociali e professionali.

Abbiamo parlato di un punto di partenza, ovvero del tuo attuale stato di salute legato ad una cattiva alimentazione e alla mancanza di una regolare attività fisica, o, se praticata, fatta spesso in maniera non adeguata. Magari sei in sovrappeso, soffri di disturbi digestivi, respiri male soprattutto sotto sforzo o la notte, hai difficoltà a concentrarti sul lavoro, ti senti sempre stanco con crolli di energia, i tuoi esami del sangue presentano spesso alcuni valori fuori range, la pressione arteriosa è tendenzialmente alta.

Tutto questo comporta uno stato di malessere generale fisico e psichico legato in parte ad un'infiammazione cronica del tuo organismo, causa principale del cosiddetto aging, il processo d'invecchiamento.

Andando nel dettaglio, possiamo tradurre questi aspetti con la maggiore probabilità di sviluppare tutte quelle patologie in grado di peggiorare la qualità della vita riducendone contestualmente l'aspettativa. Ti basti pensare ad obesità, diabete, insufficienza respiratoria, cardiopatie, ipertensione arteriosa, colesterolo e trigliceridi alti, steatosi epatica (meglio nota come "fegato grasso"), maggiore predisposizione a contrarre malattie virali, cancro. A questo aggiungi che, a livello psicologico, un aspetto fisico inadeguato agli attuali canoni imposti da una società troppo esigente comporta un calo dell'autostima.

Se ci spostiamo, quindi, per un attimo nel mondo delle emozioni vediamo che diversi studi scientifici hanno dimostrato come le stesse possano influenzare il nostro stato di salute e il nostro sistema immunitario. Il filosofo Friedrich Nietzsche già nell'800 consigliava di sorridere almeno dieci volte ogni giorno.

Nel 2005 uno studio dell'Università del Maryland, Baltimora, ha dimostrato che il sorriso stimolando la circolazione sanguigna dell'intero organismo facilita il controllo della pressione arteriosa ed il ritmo sonno-veglia.

I ricercatori dell'Indiana State University hanno dimostrato come sorridere riduca gli ormoni dello stress e stimoli il sistema immunitario. Nello specifico sul sistema immunitario agisce favorendo la produzione di linfociti T, così come fa la nutrizione chetogenica. Una ricerca pubblicata nel 2016 sulla rivista Psychosomatic Medicine ha dimostrato come il buonumore sia un alleato della longevità.

Adesso che sappiamo le conseguenze a cui possiamo andare incontro a causa di un cattivo stile di vita vediamo come possiamo evitarle applicando la nutrizione chetogenica. L'eccesso di zuccheri nell'alimentazione quotidiana è responsabile dei processi infiammatori nel nostro organismo.

Augurandomi di non essere tacciato come colui che vuole demonizzare gli zuccheri, è mio dovere sottolineare come l'eccesso di carboidrati, soprattutto se ad alto indice glicemico, associato all'avanzare degli anni comporti un processo che favorisce l'invecchiamento definito "glicazione" (approfondiremo la glicazione nei capitoli successivi).

La nutrizione chetogenica, essendo basata su un ridottissimo apporto di carboidrati, combatte tali processi infiammatori. Un'altra problematica riconosciuta dalla comunità scientifica internazionale è quella legata all'alterazione del Microbiota intestinale in seguito all'eccesso di zuccheri nell'alimentazione. Il Microbiota è l'insieme di batteri, virus e miceti che popolano il nostro intestino ed il cui equilibrio è indispensabile per varie funzioni del nostro organismo, in particolare per garantire l'efficienza del sistema immunitario.

La nutrizione chetogenica associata anche all'assunzione di specifici probiotici permette una vera e propria bonifica intestinale riportando al suo fisiologico equilibrio il microbiota. Se la finalità sarà anche quella di una perdita di peso, oltre ad essere senza carboidrati o quasi, la dieta chetogenica avrà anche un ridottissimo apporto calorico e in tal caso parleremo di dieta chetogenica VLCKD (Very Low Calory Ketogenic Diet).

La nutrizione chetogenica associata ad altri cambiamenti nel proprio stile di vita potrebbe essere il tuo percorso da seguire per contrastare i processi dell'invecchiamento cellulare, potenziare il sistema immunitario, migliorare la qualità della tua vita e favorire la longevità.

Tale percorso nutrizionale a seconda dei casi può essere ovviamente più o meno impegnativo da seguire e non sempre adatto a tutti.

Proseguendo nella lettura approfondiremo tutti gli aspetti della nutrizione. Sfateremo molti falsi miti quotidianamente promulgati sul web. Affronteremo gli errori più comuni che spesso, senza rendercene conto, facciamo a tavola ogni giorno. Vedremo qual è in realtà la vera dieta mediterranea e quali i suoi benefici. Analizzeremo gli altri approcci alimentari come la dieta paleo o quella a zona. Parleremo delle caratteristiche dei macronutrienti (carboidrati, grassi e proteine) e della necessità o meno di assumere integratori alimentari.

Ovviamente ti guiderò nell'affascinante mondo della nutrizione chetogenica analizzando i pro e i contro di questa particolare dieta, troppo spesso mal giudicata da chi non ha approfondito la letteratura scientifica in merito. Vedremo dove e come applicarla perché non è semplicemente una dieta per dimagrire velocemente ma molto di più.

La nutrizione chetogenica è così definita poiché prevedendo una ridottissima assunzione di carboidrati (comunque sotto i 50 g al giorno) determina un processo assolutamente fisiologico in cui avviene la produzione di corpi chetonici dall'ossidazione del tessuto adiposo. Ci tengo a precisare fisiologico, quindi del tutto naturale, e pertanto da non confondere con la chetoacidosi metabolica, condizione clinica che si può manifestare in soggetti alcolisti, diabetici e nei bambini. In questi casi, la produzione di corpi chetonici è almeno tre volte tanto quella indotta dalla nutrizione chetogenica.

Sarà mio compito spiegarti nel modo più semplice possibile come la nutrizione chetogenica influisce sul sistema immunitario, sul metabolismo, sulla funzionalità respiratoria, sull'apparato cardiovascolare, sulla funzionalità gastrointestinale, sul sistema endocrino, sui processi infiammatori, sull'invecchiamento cellulare, sull'apparato osteoarticolare, sul sistema neurologico.

Ti farò entrare virtualmente nel mio studio medico permettendoti di osservare nel dettaglio come eseguo una visita dietologica ad un mio paziente prima di prescrivergli un programma personalizzato di nutrizione chetogenica.

Una dieta chetogenica non è sempre adatta a tutti. Ad esempio, è sconsigliata a bambini e adolescenti tranne in particolari casi clinici per specifiche patologie. Diventa quindi indispensabile raccogliere la storia clinica (anamnesi) del singolo paziente, prescrivere specifici esami di laboratorio, eseguire un esame bioimpedenziometrico della composizione corporea (meglio se segmentale, ovvero che analizza in dettaglio la percentuale di grasso e muscolo nei singoli distretti corporei), eseguire un'accurata analisi delle proprie abitudini alimentari per comprendere quali possono essere gli errori commessi nelle scelte dei cibi.

In sede di visita e nel caso in cui ci sia l'indicazione, spiego nel dettaglio le caratteristiche di una dieta chetogenica, a maggior ragione se trattasi di una VLCKD con pasti sostitutivi (ne parleremo più avanti).

Stabilisco con il paziente una sorta di patto sulla parola chiarendo che sta per intraprendere un percorso che richiede disciplina, impegno e costanza. Solo in questo caso potrà beneficiare degli straordinari risultati della nutrizione chetogenica.

Al raggiungimento dell'obiettivo il mio ruolo educativo diventa ancora più importante. Devo aiutare il mio paziente a stabilizzare nel tempo i risultati raggiunti guidandolo nel reinserimento graduale delle varie categorie alimentari. Imparerà a scegliere i cibi più salutari, modulandone le quantità nell'arco della settimana, e alternando giorni a minore introito calorico con altri in cui potrà lasciarsi andare alle pietanze più prelibate, assecondando i propri gusti alimentari.

Valuteremo insieme l'attività fisica più adatta per il mantenimento del peso corporeo, la tonificazione muscolare e la stimolazione dell'apparato cardiovascolare. Specifico insieme perché qualsiasi attività motoria dovrà essere sostenibile dal mio paziente e quindi assecondare il suo stile di vita e i suoi impegni quotidiani.

Alla fine di questo percorso capirai come, modificando le tue attuali abitudini quotidiane nell'alimentazione, nel movimento e nello stile di vita in generale, potrai anche tu migliorare il tuo stato di salute rendendo più efficiente il sistema immunitario e raggiungendo la migliore forma fisica della tua vita.

Comprenderai come gestire il tuo peso corporeo in modo semplice e prevenire tutte quelle patologie più diffuse, legate inevitabilmente al processo di industrializzazione della nostra attuale società, nella quale mangiamo di più e peggio rispetto al passato, muovendoci decisamente meno.

Attento però, perché ti ricordo nuovamente che dovrai modificare radicalmente il tuo attuale stile di vita, facendo delle rinunce per contrastare il decadimento psicofisico a cui portano le cattive abitudini. Disciplina, impegno e costanza sono imprescindibili per migliorare la qualità della tua vita e di conseguenza anche della tua famiglia. Proprio così, anche della tua famiglia.

Se tu sarai in salute, efficiente, motivato, dinamico, non potrai che apportare benessere ai tuoi cari coinvolgendoli in un nuovo stile di vita familiare, dove la corretta nutrizione associata alla costante e adeguata attività fisica aiuteranno a raggiungere una nuova armonia a tutta la famiglia.

RIEPILOGO DEL CAPITOLO 1:

- SEGRETO n. 1. Stabilito il tuo punto di partenza sai che avrai un percorso da seguire per raggiungere l'obiettivo che ti sei prefissato.

- SEGRETO n. 2. Disciplina, impegno e costanza sono indispensabili per ritrovare la propria salute, potenziare il sistema immunitario e raggiungere la migliore forma fisica della propria vita.

- SEGRETO n. 3. Le emozioni positive influenzano il nostro sistema immunitario rendendolo più efficiente.

- SEGRETO n. 4. La nutrizione chetogenica aiuta a contrastare i processi infiammatori dell'intero organismo determinati dall'eccesso di zuccheri nell'attuale alimentazione.

- SEGRETO n. 5. Il tuo impegno per migliorare la qualità della tua vita si rifletterà positivamente sulla qualità di vita della tua famiglia.

Capitolo 2:
Come evitare i più comuni errori alimentari

Ogni sacrosanto giorno siamo bombardati di informazioni sull'alimentazione, dalla televisione, dalla radio, dalle riviste (non sempre del settore), da conoscenti pseudo esperti, ma soprattutto dal web. A maggior ragione nell'ultimo decennio, con l'avvento dei social in cui la fanno da padroni le figure degli influencers, che non sempre hanno competenze specifiche in materia.

Le pubblicità televisive e radiofoniche associano i cibi più ricchi in calorie, grassi e zuccheri con uno stato di felicità e benessere sia fisico che economico. Un chiaro esempio è la classica famiglia del "Mulino Bianco". A chi non piacerebbe vivere magri, eternamente giovani e in salute mangiando merendine e biscotti farciti? Peccato che l'eccesso di zuccheri a colazione non sia sempre la scelta giusta per tutti.

Hai un improvviso attacco di fame? Ecco che spunta fuori per te lo snack gustoso e leggero. Pazienza se poco dopo averlo mangiato avrai più fame di prima e sentirai l'esigenza di consumarne un altro.

Ogni giorno sulle riviste di gossip spunta una nuova dieta basata spesso su un solo alimento che garantisce un magico dimagrimento di X kili in Y giorni. Ovviamente ne è testimonial la velina di turno che in realtà non ha mai avuto problemi di linea.

Non sempre tutti i consigli sull'alimentazione che si ritrovano nel web sono attendibili, e andrebbero comunque attentamente filtrati prima di metterli in pratica, magari parlandone con il proprio medico curante.

Estrema attenzione va prestata nel volere emulare gli stili alimentari degli influencer, non sempre adatti a tutti. Soprattutto quando magari si tratta di atleti per i quali una forma fisica pressoché perfetta diventa indispensabile per la propria professione. In questi casi, i risultati non sono frutto solo di regimi dietetici dall'impronta monacale. Atleti ed atlete fitness dai fisici estremamente performanti nella maggior parte dei casi lavorano come modelli o personal trainer. Devono essere costantemente in forma poiché non possono permettersi di perdere in credibilità. Per tale motivo tutta la loro vita ruota intorno alla loro fisicità e per tale motivo sono disposti a rinunce quotidiane e talvolta anche a compromessi con la salute. Rimangono comunque da ammirare per la loro estrema disciplina e per i grandi sacrifici a cui riescono a sottoporsi.

La nutrizione è una scienza e in quanto tale dovrebbe essere approcciata con maggior rigore. Per tale motivo prima di seguire qualsiasi consiglio alimentare sarebbe bene accertarsi dell'attendibilità delle fonti. Ciò che mangiamo innesca nel nostro organismo una serie di complesse reazioni biochimiche in grado di influenzare in negativo o positivo il nostro stato di salute.

I ricercatori dell'Università di Oxford, nel Regno Unito, hanno pubblicato sul British Medical Journal uno studio con il quale hanno analizzato nel dettaglio le raccomandazioni nutrizionali ufficiali di 85 paesi del mondo. Inoltre, le hanno messe a confronto con quelle della commissione Eat-Lancet e dell'OMS. È stato studiato in che misura sarebbe possibile ridurre il numero di malati e di decessi per diabete, cancro e patologie cardiovascolari. Allo stesso tempo è stato analizzato l'impatto sull'ambiente.

Ne è venuto fuori che in ben 83 paesi sugli 85 osservati le linee guida alimentari nazionali non sono adeguate né per ottenere un'azione di prevenzione sulle suddette malattie, né per ridurre l'impatto ambientale legato all'emissione di gas serra derivanti dalla filiera alimentare. In definitiva, questo ci fa capire come in molti casi anche le linee guida alimentari nazionali andrebbero riviste.

Spesso ci lasciamo convincere da luoghi comuni più o meno validi. Hai mai sentito la storia del re, del principe e del povero? È una delle storielle più comuni fra i consigli sulle diete. Per perdere peso o controllarlo devi fare una colazione da re (ovvero molto ricca), un pranzo da principe (quindi moderato) e una cena da povero (con piccole quantità di cibo). Se da un lato questo consiglio può essere sicuramente valido, in alcuni casi può portare ad eccessi alimentari. Stiamo parlando del mito di fare una colazione abbondante in cui in genere ritroviamo un eccesso di carboidrati (carico glicemico), soprattutto di quelli ad alto indice glicemico.

Prima di andare avanti approfondiamo il concetto di indice glicemico. Cercherò di spiegartelo in modo semplice. L'indice glicemico indica la velocità di digestione e assorbimento dei cibi che contengono carboidrati, e di conseguenza come influiscono sulla glicemia. Tanto più velocemente un alimento contenente carboidrati viene digerito ed assorbito, tanto più velocemente si innalza la glicemia nel sangue. Pertanto, il consumo di un cibo ad alto indice glicemico determina un elevato picco della glicemia.

Solitamente, fatte le dovute eccezioni, tanto più un alimento contenente carboidrati è raffinato, tanto più il suo indice glicemico è elevato. Fra gli alimenti ad alto indice glicemico troviamo: pane bianco, patate, riso bianco, cereali semplici per la prima colazione, uva, carote, miele.

Esempi di cibi a medio indice glicemico: pane integrale, pasta (gli spaghetti cotti al dente rappresentano la scelta migliore), mais, cereali integrali per la prima colazione.

Come alimenti a basso indice glicemico troviamo: yogurt, latte, pesche, mele, noci, mandorle, legumi.

È giusto dire però che l'indice glicemico di un alimento può essere ridotto grazie al contestuale consumo nello stesso pasto di cibi contenenti proteine, grassi e fibre. Questo avviene perché in tal modo viene rallentata la digestione e di conseguenza anche l'assorbimento dei carboidrati.

Prima ho accennato al concetto di carico glicemico: l'eccessivo incremento di glicemia nel sangue (iperglicemia), determinato da troppi carboidrati nel singolo pasto, è un fattore da attenzionare ancor più dell'indice glicemico.

È stato dimostrato come l'elevato carico glicemico determini un maggiore rialzo della glicemia rispetto al solo indice glicemico. Inutile, quindi, scegliere un alimento a basso indice glicemico come i legumi secchi se poi magari ne consumo in un singolo pasto una porzione da ben 200 g pari a circa 90 g di carboidrati.

Consumare alimenti ad alto indice glicemico e dall'elevato carico glicemico comporta un notevole e rapido rialzo glicemico. Di conseguenza si avrà una massiccia e rapida produzione di insulina dal pancreas che determinerà un brusco e transitorio abbassamento della glicemia dovuto al rapido passaggio del glucosio dal sangue ai tessuti.

Tale ipoglicemia transitoria manderà un messaggio al centro ipotalamico della fame che porterà alla ricerca di cibo per riportare nella norma i valori glicemici. Si crea in tal modo un circolo vizioso che destabilizza l'equilibrio tra fame e appetito portando ad un inevitabile aumento del peso e conseguenti malattie metaboliche nel tempo.

Ancora una volta vediamo come gli eccessi alimentari, in particolare se correlati ai carboidrati, siano dannosi per la nostra salute. Ricordiamoci inoltre come tale stato metabolico favorisca i processi dell'invecchiamento generale.

Quale può essere allora la scelta migliore per la colazione? Un'ottima soluzione è far sì che siano contestualmente presenti in piccole quantità tutte le categorie di macronutrienti: proteine, grassi, carboidrati e fibre. Un esempio? Un vasetto di yogurt magro o un bicchiere di latte scremato, un cucchiaio di muesli o due cucchiai di cereali integrali con 4-5 mandorle e un kiwi. A secondo dei tuoi gusti aggiungerai tè o caffè senza zucchero ed un paio di bicchieri d'acqua. Avrai energia costante a sufficienza per affrontare la mattinata senza soffrire la fame.

Un altro luogo comune molto diffuso è quello di non mangiare la frutta ai pasti principali per evitare di ingrassare. Però, se chiediamo a qualcuno il motivo di tale affermazione, ci risponderà che in realtà non lo sa ma dicono tutti così. Incredibile come una semplice convinzione possa influenzare la nostra alimentazione, determinando degli effetti esattamente opposti a quelli desiderati.

Infatti, mangiare la frutta come spuntino non sempre è la scelta ideale, in particolare proprio quando la consumiamo senza associare altri alimenti. Nella maggior parte dei casi, essendo rapidamente digerita e gli zuccheri in essa contenuti altrettanto rapidamente assorbiti, non farà altro che provocare un veloce rialzo della glicemia, cui farà seguito un brusco calo della stessa con conseguente stimolo della fame. La fame porterà alla ricerca di calorie extra sotto forma di carboidrati.

Se proprio vuoi consumare la frutta come spuntino allora sarà bene abbinare dello yogurt o della frutta secca come noci o mandorle. In tal modo otterrai un maggiore senso di sazietà che ti accompagnerà fino al pasto successivo evitando di assumere delle inutili calorie in più.

Molto spesso in sede di visita medica mi sento dire frasi come "evito sempre la pasta e il pane" oppure "mangio solo secondi piatti e verdure". Eppure, la persona che mi ritrovo davanti è in evidente sovrappeso o con esami di laboratorio alterati. Allora cosa non funziona? Dov'è che si sbaglia? In questi casi il paziente evita volutamente i carboidrati per timore d'ingrassare ma assume magari calorie in più sotto forma di grassi.

Ci hanno tanto inculcato che l'olio extravergine d'oliva fa bene alla nostra salute che finiamo con l'abusarne. Un semplice cucchiaio sono ben 90 calorie sotto forma di grassi. Dimmi quando è stata l'ultima volta che hai dosato il consumo d'olio nella preparazione delle pietanze.

I piatti proteici, pur non contenendo carboidrati, talvolta contengono comunque una discreta quantità di grassi sia che si tratti di carni, pesce, uova, insaccati o formaggi. Quindi anche consumando prevalentemente secondi piatti bisogna prestare attenzione alle quantità.

"Non bevo durante i pasti per non ingrassare". Affermazione semplicemente pazzesca. Questa è forse la più incredibile leggenda metropolitana nel campo della nutrizione. Perché non dovresti bere ai pasti? Secondo quale segreto processo biochimico l'acqua farebbe ingrassare se bevuta mentre si mangia?

Anzi, è proprio durante i pasti che è importante bere acqua per regolare l'appetito e far sì che le urine non risultino eccessivamente concentrate nelle ore successive. Ti svelo un altro segreto: puoi bere anche acqua gasata o effervescente poiché non cambia proprio nulla rispetto all'acqua minerale naturale.

Quando parliamo del bere dobbiamo tenere conto anche delle calorie nascoste nelle bevande e molto spesso sottovalutate. Negli Stati Uniti uno dei maggiori responsabili dell'obesità è il largo consumo di bevande zuccherate, che ovviamente favoriscono molteplici altre patologie tra cui il diabete (oggi il termine "diabesità" viene utilizzato per indicare lo stato di obesità in presenza di diabete). Questa abitudine alimentare ha ormai preso piede in molti altri paesi, tra i quali l'Italia, in cui infatti il tasso di obesità è in netta crescita.

Uno degli errori più comuni è soddisfare la sete consumando bevande zuccherate. Tra queste dobbiamo attenzionare anche i succhi di frutta (anche quelli senza zuccheri aggiunti) e il tè pronto da bere già zuccherato. Queste ultime bevande sono di uso comune anche nella quotidiana alimentazione dei bambini, spesso abusandone, con tutte le conseguenze del caso: aumento del peso, alterazione del microbiota intestinale, infiammazione dell'organismo, scarsa efficienza del sistema immunitario.

Aperitivi, apericene, birrette per dissetarsi, calici di prosecco per socializzare, vino rosso perché fa bene. Oggi nel mondo le morti per alcol hanno superato quelle da droghe. Non ce ne rendiamo conto ma i danni alla salute a lungo termine dovuti all'eccessivo consumo di bevande alcoliche sono davvero tanti: malattie del fegato, gastrite, pancreatite, cancro, disfunzioni sessuali, malattie neurologiche tra cui la demenza. Ovviamente le calorie inutili contenute nell'alcol sono anche responsabili dell'aumento di peso.

Veniamo costantemente bombardati da più parti con messaggi di integratori miracolosi in grado di farci perdere peso, recuperare il peso forma, combattere la fame. Peccato che poi sul finire dello spot una vocina reciti, ad una velocità che la rende quasi indecifrabile, "nel contesto di una dieta equilibrata ed attività fisica".

Ovviamente, anche in questo caso, ci sono le dovute eccezioni. Alcuni integratori possono realmente aiutarci nel nostro personale percorso per recuperare la salute e la forma fisica. Non è questa la sede per approfondire questa tematica, ma il mio consiglio è sempre quello di consultarsi con il proprio medico di fiducia prima di assumere qualsiasi prodotto, soprattutto se acquistato online o consigliato da qualche conoscente senza competenze specifiche.

RIEPILOGO DEL CAPITOLO 2:

- SEGRETO n. 1. Non sempre tutti i consigli sull'alimentazione che si ritrovano nel web sono attendibili, e andrebbero comunque attentamente filtrati.

- SEGRETO n. 2. Un'ottima soluzione per la colazione è far sì che siano contestualmente presenti in piccole quantità tutte le categorie di macronutrienti: proteine, grassi, carboidrati e fibre.

- SEGRETO n. 3. Mangiare la frutta come spuntino non sempre è la scelta ideale, in particolare proprio quando la consumiamo senza associare altri alimenti.

- SEGRETO n. 4. I piatti proteici, pur non contenendo carboidrati, talvolta contengono comunque una discreta quantità di grassi sia che si tratti di carne, pesce, uova, insaccati o formaggi.

- SEGRETO n. 5. Quando parliamo del bere dobbiamo tenere conto anche delle calorie nascoste nelle bevande e molto spesso sottovalutate.

Capitolo 3:
Come è strutturata una dieta chetogenica

La dieta chetogenica, erroneamente conosciuta anche come dieta iperproteica, è molto criticata nel nostro Paese, dove la fa da padrone la dieta mediterranea con i suoi indubbi benefici sulla salute. Ma attenzione perché quest'ultima, come abbiamo già visto, non si basa principalmente sul consumo di farine, così come l'industria alimentare ci porta a credere.

Quando parliamo di consumo di proteine ci riferiamo a quantità decisamente inferiori rispetto a quelle delle diete iperproteiche. Un esempio di dieta iperproteica può essere l'alimentazione che viene utilizzata negli sport di forza (es. bodybuilding o power-lifting). Nella nutrizione chetogenica non prevalgono le proteine, ma bensì i grassi (quando ci riferiamo a regimi normocalorici).

Le principali critiche mosse alle diete proteiche e iperproteiche sono quelle relative agli ipotetici danni epatici e renali. Ora, in realtà, in soggetti con problemi epatici il consumo di proteine deve privilegiare quelle nobili, ovvero pesce, carne e uova, anche se in quantità moderate. Diversamente, persone con problemi renali, come in caso di insufficienza renale, devono seguire terapie alimentari a ridottissimo apporto proteico, tanto da ricorrere a cibi come pasta e pane aproteici.

L'efficacia della dieta chetogenica si basa sul presupposto che bassi livelli di glucosio costringano l'organismo a ricavare l'energia dalle proteine e dai grassi. Inoltre, livelli minimi di zuccheri mantengono costanti le concentrazioni di insulina – l'ormone che controlla l'uso del glucosio – evitando l'accumulo di grasso. È bene sapere che la dieta chetogenica è stata utilizzata nei bambini già a partire dal lontano 1920 per il trattamento dell'epilessia resistente ai farmaci.

Le diete proteiche in assenza di carboidrati determinano uno stato di chetosi metabolica fisiologica e per questo vengono indicate anche come chetogeniche. La chetosi fisiologica è una condizione metabolica in cui avviene la produzione di corpi chetonici (acetoacetato, B-idrossibutirrato, acetone) a partire dagli acidi grassi. I chetoni forniscono energia al cuore e al sistema nervoso centrale.

Anche la chetosi viene considerata pericolosa dai detrattori delle diete chetogeniche. Questo è dovuto alla scarsa informazione, in quanto non viene fatta distinzione tra la chetosi fisiologica e quella patologica.

La chetosi patologica è quella tipica del diabete mellito di tipo 1 e quella alcolica degli alcolisti. È definita anche chetoacidosi. In questo caso, i livelli di chetoni sono ben tre volte più elevati di quelli presenti nella chetosi fisiologica.

Diversamente, è stato dimostrato come la chetosi fisiologica, indotta dalla dieta proteica o low carb che dir si voglia, sia addirittura terapeutica nella cura del diabete mellito di tipo 2, nella insulinoresistenza, nelle malattie cardiovascolari, nelle dislipidemie, nel cancro, in alcune patologie neurologiche come l'epilessia (come abbiamo visto a partire dal 1920) e ovviamente nell'obesità.

I soggetti obesi o in sovrappeso che presentano una funzionalità renale integra possono solo avere benefici dalle diete proteiche ipocaloriche.

Un luogo comune è quello secondo il quale una dieta chetogenica determini una rapida iniziale perdita di peso a cui fa seguito una rapida ripresa dello stesso. In realtà, già a partire dagli inizi degli anni 2000, abbiamo numerose pubblicazioni scientifiche che dimostrano come la rapida perdita di peso ottenuta con una VLCKD (Very Low Calory Ketogenic Diet), a cui fa seguito un percorso per il mantenimento del peso, venga mantenuta più a lungo nel tempo.

Tale risultato è dovuto al fatto che i pazienti, dopo un periodo più o meno lungo di dieta chetogenica, vengono rieducati ad un graduale e costante reinserimento dei carboidrati nella propria alimentazione, che pertanto diventa ipocalorica bilanciata, fino a raggiungere l'equilibrio fra entrate ed uscite caloriche.

Allo stesso modo si interviene sull'attività fisica facendo in modo che il paziente pratichi almeno 30-40 minuti al giorno di camminata veloce o altra attività fisica di tipo aerobico a bassa intensità.

Oggi sono sempre più le persone affette da obesità per le quali i regimi dietetici convenzionali si sono dimostrati inefficaci nel breve e lungo termine. La nutrizione chetogenica è una valida opzione per ottenere un consistente calo ponderale ed un suo maggiore mantenimento nel tempo.

Un paziente sottoposto a dieta chetogenica di tipo VLCKD (Very Low Calory Ketogenic Diet), che non significa assolutamente iperproteica, ottiene un dimagrimento più rapido, un maggiore controllo del senso di fame, un miglioramento del tono dell'umore, una minore perdita di massa magra.

Attenzione, però, la VLCKD, oltre ad essere un regime dietetico senza o quasi carboidrati, è anche a ridottissimo apporto calorico. Siamo nell'ordine di circa 600 Kcal al giorno. Per tale motivo rappresenta una vera terapia dietetica, attuabile dopo una serie di esami preliminari, da seguire sotto controllo medico e che necessita della contestuale assunzione di specifici integratori alimentari ricchi in vitamine, sali minerali ed oligoelementi, al fine di prevenire qualsiasi carenza alimentare.

La VLCKD deve rispondere a precisi requisiti nell'apporto giornaliero stabiliti dall'Autorità per la Sicurezza Alimentare (EFSA) nel 2015: 600 Kcal, da 75 a 105 g di proteine, massimo 30 g di carboidrati, 11 g di acido linoleico, 1.4 g di acido alfa-linoleico.

Applicando gli ultimi protocolli dietoterapici con l'utilizzo di pasti sostitutivi di alta qualità queste caratteristiche vengono completamente soddisfatte, ma di questo parleremo in maniera approfondita più avanti.

Dopo un periodo di VLCKD, variabile in genere da 3 ad 8 settimane, il paziente non può nell'immediato riprendere la comune alimentazione in cui i carboidrati la fanno da padrone e dove in alcuni casi la loro percentuale arriva a rappresentare anche il 70% dell'apporto calorico giornaliero.

Questo incauto approccio alimentare, a causa del veloce incremento di glucosio nel sangue, determinerebbe un'eccessiva stimolazione del pancreas con inevitabile eccessiva produzione di insulina e conseguente rapido aumento di peso, ritenzione idrica, fame di carboidrati, spossatezza, disturbi intestinali, fluttuazioni dei livelli energetici.

Il protocollo ideale per favorire un'ulteriore perdita di peso e miglioramento dello stato di salute prevede il passaggio ad una LCD (Low Calory Diet), la quale prevede un incremento delle calorie, che così raggiungono le 800-850 Kcal circa. Gli steps successivi prevedono un'ulteriore, graduale e costante incremento calorico con l'inserimento nella dieta di piccole quantità di carboidrati a basso carico e basso indice glicemico.

L'obiettivo finale sarà quello di guidare il paziente educandolo ad un nuovo stile di vita con un'alimentazione bilanciata senza eccessi calorici, un consumo di carboidrati commisurato al suo fabbisogno energetico quotidiano (troppo spesso sovrastimato) ed un'attività fisica regolare strutturata secondo le necessità individuali.

È bene sottolineare ancora una volta che la VLCKD è una dieta chetogenica che presuppone la supervisione di un biologo nutrizionista o di un medico dietologo. Soprattutto, laddove siano presenti particolari patologie come diabete non insulinodipendente o cardiopatie. Risulta assolutamente controindicata in altri casi, come l'insufficienza renale, il diabete insulinodipendente, la gravidanza, l'allattamento.

A ben vedere, negli ultimi anni si è riusciti ad utilizzare, anche se con le dovute cautele e solo in alcuni specifici casi, programmi dietologici di tipo chetogenico anche in pazienti affetti da insufficienza renale di tipo lieve.

La nutrizione chetogenica non implica però necessariamente una dieta a ridottissimo apporto calorico e l'utilizzo di alimenti sostitutivi, anche se quest'ultimi risultano spesso utili nella gestione quotidiana della preparazione dei pasti, soprattutto degli spuntini.

La dieta chetogenica è un regime alimentare che prevede pasti ricchi di proteine e lipidi e molto poveri in carboidrati, ma non per questo deve essere anche ipocalorica. Sarà tale solo se tra gli obiettivi c'è anche la perdita di peso.

Nella nutrizione chetogenica non è permesso il consumo di nessun tipo di frutta e di verdure a elevato contenuto di carboidrati, come patate, carote e rape rosse.

Allo stesso modo è proibito consumare pasta, riso, gnocchi, pane, prodotti da forno, qualsiasi tipo di farina, legumi, dolci, gelati, granite, creme, succhi (inclusi quelli senza zuccheri aggiunti), bevande gasate zuccherate, zucchero, zucchero di canna, fruttosio.

Sono concessi: carni bianche e rosse, pesce fresco e surgelato, pesce conservato (come tonno in salamoia e sott'olio), uova, alcuni tipi di formaggi, verdure, ortaggi, frutta a guscio (come noci e mandorle), alcuni tipi di frutta esotica in modiche quantità (esempio l'avocado), olio di oliva.

La nutrizione chetogenica è uno stile alimentare molto semplice da seguire per chiunque abbia il giusto approccio mentale. E qui mi ritrovo nuovamente ad evidenziare come per ottenere i benefici da un percorso di dieta chetogenica siano indispensabili disciplina, impegno e costanza.

Affermare di non poter seguire tale tipologia di alimentazione perché difficile da seguire sul posto di lavoro o al ristorante è solo una falsa obiezione.

Consumare un panino imbottito ricco in calorie sotto forma di carboidrati e grassi sarà soltanto più rapido da mangiare sul posto di lavoro ma anche meno digeribile e più dannoso per la salute. Una insalatona al tonno e uova sarà altrettanto semplice da consumare, ma decisamente più salutare.

In qualsiasi ristorante possiamo optare per piatti proteici a base di carne o pesce cucinati in modo semplice (che fra l'altro ne fa apprezzare maggiormente il sapore) accompagnati da verdure e ortaggi a piacere. Eviteremo volutamente i primi piatti, i prodotti da forno come il pane o i grissini, il dessert, la frutta.

Se passiamo una serata in pizzeria con amici chiederemo gentilmente al cameriere di servirci una portata a base di bresaola, rucola e parmigiano. Così la nostra dieta chetogenica sarà salva.

Laddove ci ritroviamo in una situazione in cui potenzialmente potremmo saltare il pasto per mancanza di tempo o dobbiamo consumare uno snack al volo nella pausa caffè c'è sempre la possibilità di utilizzare i pasti sostitutivi.

Ormai la ricerca nel campo alimentare ci mette a disposizione un'ampia varietà di pasti sostitutivi dall'ottima palatabilità in grado di soddisfare anche i palati più esigenti. Inoltre, la loro composizione garantisce il giusto apporto di proteine e grassi per completare insieme agli alimenti proteici convenzionali il fabbisogno energetico individuale.

Un percorso di nutrizione chetogenica può essere seguito in qualsiasi situazione. Basta essere determinati, disciplinati e costanti. È sempre l'atteggiamento mentale a fare la differenza.

Bisogna essere pronti al cambiamento. È necessario essere predisposti ad uscire dalla zona di comfort. Solo così possiamo ottenere tutti quei benefici che un programma nutrizionale chetogenico può nel tempo garantirci.

Nella fase iniziale di questo percorso nutrizionale possono comparire alcuni disturbi che regrediscono spontaneamente uno volta raggiunto lo stato di chetosi.

Disturbi comuni sono: mal di testa, nausea, stipsi o diarrea, stanchezza, pesantezza alle gambe, spossatezza, difficoltà di concentrazione. Parliamo sempre della possibilità di comparsa di alcuni di questi disturbi, e non dell'assoluta certezza che tutti ne possano soffrire.

Diversamente, una volta che la chetosi si è totalmente stabilizzata, si avvertirà un notevole stato di benessere psicofisico, assenza di fame, piena efficienza delle funzioni digestive, miglioramento delle performance mentali, un maggiore e costante livello di energia fisica.

RIEPILOGO DEL CAPITOLO 3:

- SEGRETO n. 1. Nelle diete chetogeniche in realtà l'apporto proteico viene mantenuto nella norma con valori che oscillano da 1 a 1.2 g per kg corporeo.

- SEGRETO n. 2. L'efficacia della dieta chetogenica si basa sul presupposto che bassi livelli di glucosio costringono l'organismo a ricavare l'energia dalle proteine e dai grassi.

- SEGRETO n. 3. La chetosi viene considerata pericolosa dai detrattori delle diete chetogeniche. Questo è dovuto alla scarsa informazione, in quanto non viene fatta distinzione tra la chetosi fisiologica e quella patologica.

- SEGRETO n. 4. La nutrizione chetogenica è una valida opzione per ottenere un consistente calo ponderale ed un suo maggiore mantenimento nel tempo.

- SEGRETO n. 5. La nutrizione chetogenica è uno stile alimentare molto semplice da seguire per chiunque abbia il giusto approccio mentale.

Capitolo 4:
I benefici della nutrizione chetogenica

Giunti a questo punto credo che tu abbia ormai chiaro quali siano le caratteristiche della nutrizione chetogenica. In questo capitolo vedremo i molteplici aspetti con cui questa particolare alimentazione riesce ad influenzare le funzioni del nostro organismo.

La dieta chetogenica è soprattutto nota per l'indubbio effetto metabolico sul nostro organismo in grado di indurre un significativo e rapido calo ponderale nei soggetti obesi. Recenti studi hanno però messo in evidenza come la nutrizione chetogenica sia in grado di influenzare il nostro organismo nel trattamento di molteplici patologie determinando un netto miglioramento dello stato di salute.

Prima di analizzare gli altri quadri clinici su cui influisce la nutrizione chetogenica, approfondiamo come e perché questa dieta riesce ad essere così efficace nel trattamento del sovrappeso e dell'obesità.

L'obesità è considerata dalla World Health Organization come una vera e propria epidemia globale che oltre gli adulti interessa anche bambini e adolescenti. Si tratta di una reale minaccia per la salute pubblica anche in Europa.

Qualche numero per capire la gravità dell'attuale situazione nella UE: l'obesità è presente nel 10-30% degli adulti, il sovrappeso nel 30-70%; sovrappeso e obesità determinano l'80% dei casi di diabete di tipo 2, il 35% dei casi infarto cardiaco, il 55% dei casi di ipertensione arteriosa; 1 morto su 13 in Europa è riconducibile all'eccesso ponderale. Si tratta purtroppo di numeri destinati allo stato attuale a crescere sempre più.

Un altro aspetto da non sottovalutare e che deve ulteriormente allarmarci è il fatto che la maggior parte dei pazienti in sovrappeso sono destinati a diventare obesi con il passare degli anni.

Sappiamo adesso che il principio su cui si basa la dieta chetogenica è l'assunzione giornaliera di una ridottissima quantità di carboidrati. Abbiamo anche visto che questo determina una moderata e fisiologica produzione di corpi chetonici a partire dagli acidi grassi presenti nel nostro organismo.

I corpi chetonici determinano l'assenza di fame nonostante si segua un regime dietetico molto ipocalorico. Questo effetto è dovuto alla loro azione soppressiva sulla produzione dell'ormone ghrelina responsabile dell'appetito.

Agiscono inoltre sul centro dell'appetito nell'ipotalamo (una zona del cervello) inibendo ulteriormente lo stimolo della fame. A livello cerebrale, a questo effetto anoressizzante si associa un effetto euforizzante. Si avverte maggiore lucidità mentale con un aumento della capacità di concentrarsi nel lavoro e nello studio. Il tono dell'umore risulta più stabile e la qualità del sonno migliora.

Non soffrire la fame durante un percorso dietetico più o meno lungo è alla base del successo della dieta stessa.

La chetogenica favorisce un rapido dimagrimento soprattutto nella fase iniziale della dieta. Questo è un aspetto da non sottovalutare poiché fortemente stimolante per chi deve perdere molti chili. La motivazione è fondamentale per il raggiungimento del nostro obiettivo.

La nutrizione interviene sul nostro organismo influenzando efficacemente molti altri quadri clinici: diabete di tipo 2, la sindrome metabolica, la flora intestinale (microbiota), le patologie neurologiche (emicrania, epilessia, autismo, cancro cerebrale, traumi cerebrali, disturbi del sonno, Alzheimer, Parkinson, SLA) il sistema immunitario, le malattie respiratorie, l'invecchiamento, il cancro, la micropolicistosi ovarica, l'acne.

Così come l'obesità, anche il diabete riconosce ormai una diffusione endemica e sempre più riconducibile ad un eccessivo consumo di carboidrati nell'alimentazione dell'occidente.

Diabete e obesità sono sempre più frequentemente associati tanto che oggi si parla di un nuovo quadro clinico definito dal termine Diabesità.

Il diabete di tipo 2 è una malattia determinata da un lato dalla predisposizione genetica e dall'altro da un cattivo stile di vita, ovvero eccessi calorici e sedentarietà. È una malattia cronica in grado di ridurre l'aspettativa di vita del paziente.

La dieta chetogenica, in particolare la VLCKD con pasti sostitutivi, riesce in un breve periodo di tempo a fare regredire il diabete di tipo 2 permettendo così al paziente di sospendere la terapia farmacologica.

I pasti sostitutivi che oggi vengono utilizzati per le VLCKD sono perfettamente bilanciati dal punto di vista nutrizionale, per indurre in tempi rapidi uno stato di chetosi fisiologica. Questo è dovuto alla loro composizione ricca in proteine e ridottissima in carboidrati e grassi. La compliance del paziente è garantita dall'ottima palatabilità e varietà dei pasti sostitutivi che risultano essere anche di elevatissima qualità.

Le proteine più utilizzate nella preparazione dei pasti sostitutivi sono quelle del siero di latte. La scelta è dettata dalle loro caratteristiche nutrizionali che le posizionano fra le fonti proteiche a più alto valore biologico.

Uno studio pubblicato nel 2012 ha evidenziato come in soggetti anziani obesi sottoposti ad una dieta ipocalorica le proteine del siero di latte favoriscono la riduzione della massa grassa favorendo contestualmente la sintesi proteica della massa muscolare.

La dieta chetogenica attualmente è raccomandata dal Servizio Sanitario Nazionale Inglese come primo approccio nel trattamento del diabete di tipo 2, per poi passare ad una fase di riabilitazione metabolica con un percorso educativo sulle corrette abitudini alimentari.

In neurologia i corpi chetonici sembrerebbero direttamente coinvolti nel metabolismo cellulare del tessuto cerebrale favorendo in tal modo la normalizzazione delle sue funzioni.

Uno studio del 2006 ha evidenziato come l'aumento del peso corporeo sia direttamente correlato con l'aumento della frequenza degli episodi, della gravità e delle caratteristiche cliniche dell'emicrania.

Nel 2014 viene pubblicato uno studio sull'European Journal of Neurology che evidenzia un netto miglioramento dell'emicrania già durante un breve periodo di dieta chetogenica.

Successivamente troviamo un'altra pubblicazione nel 2016 su The Journal of Headache and Pain. In questo studio sono stati esaminati diciotto pazienti affetti da emicrania nei quali è stata osservata un notevole riduzione della frequenza e della durata degli attacchi.

In definitiva, anche se il meccanismo non è ancora del tutto chiaro, la dieta chetogenica sarebbe un valido aiuto nel trattamento dell'emicrania riducendo l'infiammazione del tessuto cerebrale e ripristinando la sua eccitabilità ed il suo metabolismo.

Una pubblicazione scientifica del 2015 prende in considerazione il ruolo della nutrizione chetogenica nel processo neurodegenerativo della sclerosi multipla. Attualmente non esiste alcun trattamento per la sclerosi multipla progressiva. La dieta chetogenica agirebbe sul malfunzionamento dei mitocondri caratteristico della malattia.

Su Neurotherapeutics nel 2018 viene pubblicata una revisione in cui si evidenziano prove cliniche che supportano i benefici della dieta chetogenica in varie patologie neurologiche dell'adulto: epilessia, glioma maligno, Alzheimer, emicrania, SLA.

La nutrizione chetogenica è utilizzata nel trattamento dell'epilessia resistente alle terapie farmacologiche. In verità, il medico specialista in neurologia spesso non ha molta dimestichezza con questo tipo di approccio terapeutico.

È stato evidenziato come, sia negli adulti che nei bambini, la terapia dietetica determini una riduzione di oltre il 50% della frequenza delle crisi epilettiche in almeno la metà dei pazienti.

Quando parlo di terapia dietetica non mi riferisco esclusivamente alla dieta chetogenica. Anche altre terapie dietetiche si sono dimostrate efficaci nel trattamento dell'epilessia, come la dieta Atkins e la dieta a basso indice glicemico.

Più è precoce l'inizio della terapia dietetica chetogenica e maggiori sono le possibilità di successo. Uno studio pubblicato su Epilepsia Open indica che in assenza di effetti collaterali la dieta chetogenica può essere seguita anche per due anni e più.

Nel momento in cui questo libro viene scritto è in corso lo studio di una ricercatrice italiana, la dr.ssa Lorena Coretti, sull'influenza dei batteri intestinali sull'autismo e l'epilessia. Circa un quarto dei pazienti affetti da disturbi dello spettro autistico soffre anche di crisi epilettiche.

Entra in gioco il Microbiota, ovvero l'insieme di virus, batteri e miceti che lo compongono. Il microbiota intestinale influenzerebbe lo sviluppo e la regolazione del sistema immunitario di cui ben il 70% si trova nell'intestino. Inoltre, recenti studi indicano una connessione bidirezionale tra il microbiota intestinale ed il microbiota polmonare

Numerose le conferme scientifiche che evidenziano il ruolo della nutrizione chetogenica sul microbiota. Il microbiota risente dell'alimentazione, dei farmaci, dello stress e delle patologie.

Una ricerca tedesca del 2017 ha evidenziato il miglioramento delle funzioni del microbiota (con ripristino del suo equilibrio: eubiosi) in seguito ad una dieta VLCD con pasti sostitutivi a base di proteine del siero di latte. Miglioramento che tendeva a regredire (con perdita del suo equilibrio: disbiosi) con la ripresa di una normale alimentazione ricca in carboidrati causa dell'infiammazione generale dell'organismo oltre che intestinale.

La nutrizione chetogenica interviene quindi attivamente curando con successo la disbiosi intestinale. Raggiunto, grazie alla dieta chetogenica, l'equilibrio funzionale del microbiota (eubiosi), possiamo intervenire attivamente e senza ricorrere a farmaci per prevenire il suo stato di salute seguendo semplici regole alimentari come ridurre il consumo di sale, preferire le proteine di pesce e legumi, inserire piccole porzioni di frutta a guscio, condire con oli vegetali e consumare una buona quantità di fibre.

Oggi sappiamo che la disbiosi (squilibrio del microbiota) è chiamata in causa nell'insorgenza dell'obesità. Probabilmente negli anni a venire capiremo come l'alterazione del microbiota può influire sulla comparsa di altre patologie.

Dicevamo prima che il 70% del sistema immunitario si trova nell'intestino. In conseguenza di ciò è ovvio che l'efficienza immunitaria è strettamente collegata alla salute del microbiota ovvero al perfetto stato di equilibrio della popolazione che lo compone (batteri, virus e miceti).

L'influenza dei chetoni sul microbiota intestinale è stato oggetto di studio da parte di un immunologo della University of California a San Francisco, il dott. Peter Turnbaugh. Con il suo gruppo di collaboratori ha studiato su 17 uomini in sovrappeso od obesi gli effetti di un regime dietetico chetogenico. La dieta prevedeva la suddivisione dell'apporto energetico in 5% carboidrati, 15% proteine e 80% grassi.

La dieta ha ridotto drasticamente i livelli di *Bifidobacterium* nell'intestino. Lo step successivo era valutare gli effetti sulla salute. Pertanto, è stato eseguito un trapianto di microbiota fecale dai soggetti sottoposti alla dieta chetogenica nei topi. In quest'ultimi si è evidenziata una riduzione nell'intestino dei livelli di linfocita Th17, un tipo di cellula immunitaria proinfiammatoria.

Inoltre, secondo il dott. Peter Turnbaugh, "[…] è una scoperta davvero affascinante in quanto suggerisce che gli effetti delle diete chetogeniche sul microbioma non riguardano solo la dieta stessa, ma il modo in cui la dieta altera il metabolismo, che ha poi effetti a valle sul microbioma".

Anche nel caso delle malattie respiratorie entra in scena il microbiota intestinale. La sua attività influisce sul sistema immunitario e pertanto anche sullo sviluppo di alcune malattie respiratorie di tipo immuno-allergiche.

Abbiamo già visto che la salute del microbiota intestinale è rigorosamente influenzata dalle nostre abitudini alimentari. Fra le suddette malattie respiratorie una in particolare può migliorare grazie alla perdita di peso: la broncopatia cronica ostruttiva. Questa patologia respiratoria in alcuni casi, nonostante un adeguato trattamento farmacologico, continua a influenzare negativamente la qualità di vita di chi ne soffre.

Allo stesso modo l'eccesso di peso, in particolare se si tratta di obesità, può fare aggravare l'entità delle crisi asmatiche e delle apnee notturne.

Indispensabile, quindi, in tutti quei soggetti affetti da malattie respiratorie e che presentino una condizione di sovrappeso o obesità intraprendere un percorso di dimagrimento veloce.

Attualmente i protocolli dietetici VLCKD ovvero le diete fortemente ipocaloriche chetogeniche sono gli approcci nutrizionali più indicati per perdere peso velocemente garantendo un netto miglioramento dello stato di salute del paziente affetto da problematiche respiratorie.

Una ricerca condotta dal gruppo dai professori Akiko Iwasaki e Visha Deep Dixit e dal dr. Ryan Molony è stata pubblicata su Science Immunology. Lo studio evidenzia come nei topi la dieta chetogenica attivi uno specifico gruppo di cellule T polmonari in grado di migliorare la produzione di muco nelle vie respiratorie. Questo muco è fondamentale per contrastare i virus influenzali.

La nutrizione chetogenica aiuta a ridurre l'infiammazione cellulare contrastando i danni da radicali liberi. Ha un'azione riparatrice sul danno delle membrane dei mitocondri, delle proteine e del DNA.

Quest'azione antinfiammatoria e riparatrice spiegherebbe i benefici della dieta chetogenica sul dolore cronico dell'artrosi, sul dolore neuropatico, sull'invecchiamento precoce.

L'invecchiamento in effetti è legato ai processi di infiammazione cronica che si sviluppano fisiologicamente nel nostro organismo in risposta all'aggressione di agenti esterni. I meccanismi che lo regolano accelerano in seguito alle patologie degenerative che avanzano inizialmente in maniera silente.

Nel processo di accelerazione dell'invecchiamento è convolto un importante fattore di crescita cellulare, l'IGF-1. La dieta chetogenica è in grado di ridurre i livelli di IGF-1. Allo stesso modo migliora il metabolismo del glucosio, anch'esso coinvolto nei meccanismi dell'invecchiamento, e contrasta efficacemente l'aggressione da radicali liberi. La dieta chetogenica mantenendo bassi i livelli di insulina può aiutare nel trattamento dell'ovaio policistico e dell'acne.

Uno studio pubblicato nel 2005 su Nutrition & Metabolism ha valutato gli effetti della dieta chetogenica nella sindrome dell'ovaio policistico. Tale sindrome è il più frequente disordine endocrino che colpisce le donne in età fertile. È associato a obesità, iperinsulinemia e resistenza all'insulina. La dieta chetogenica nell'arco di 24 settimane ha favorito la perdita di peso insieme ad un netto miglioramento del profilo ormonale (testosterone libero, rapporto HL/FSH, insulina).

La dieta chetogenica può venire in aiuto nei problemi di fertilità e sessualità maschile. Il peso in eccesso, l'obesità in particolare, comporta una riduzione del testosterone che viene favorita anche dalle cattive abitudini alimentari (dieta ricca in grassi saturi e carente di frutta e verdura).

L'obesità determina inevitabilmente un aumento dei problemi cardiocircolatori, altro fattore direttamente correlato con la disfunzione erettile.

Un protocollo dietetico chetogenico grazie al significativo calo ponderale favorisce l'incremento del testosterone e la riduzione delle problematiche cardiovascolari.

RIEPILOGO DEL CAPITOLO 4:

- SEGRETO n. 1. Non soffrire la fame durante un percorso dietetico più o meno lungo è alla base del successo della dieta stessa.

- SEGRETO n. 2. La dieta chetogenica, in particolare la VLCKD con pasti sostitutivi, riesce in un breve periodo di tempo a fare regredire il diabete di tipo 2 permettendo così al paziente di sospendere la terapia farmacologica.

- SEGRETO n. 3. la dieta chetogenica è un valido aiuto nel trattamento dell'emicrania riducendo l'infiammazione del tessuto cerebrale e ripristinando la sua eccitabilità ed il suo metabolismo.

- SEGRETO n. 4. La dieta chetogenica con pasti sostitutivi ripristina la funzionalità del microbiota intestinale, che a sua volta influenza lo sviluppo e la regolazione del sistema immunitario di cui ben il 70% si trova nell'intestino.

- SEGRETO n. 5. La nutrizione chetogenica aiuta a ridurre l'infiammazione cellulare contrastando i danni da radicali liberi e di conseguenza l'invecchiamento generale.

Capitolo 5:
Come prescrivo la Dieta Chetogenica

Pratico la professione medica dal 1993. In 27 anni di pratica clinica ho guidato migliaia di pazienti in percorsi alimentari per dimagrire, aumentare di massa muscolare, curare patologie come diabete e ipertensione, risolvere problematiche digestive.

La nutrizione chetogenica mi ha da sempre affascinato. Ho iniziato a sperimentarla applicandola su di me per comprenderne da subito benefici ed effetti collaterali.

Ricordo che una volta ho voluto estremizzare seguendo un protocollo chetogenico di tipo VLCKD con pasti sostitutivi liquidi per 17 giorni, arrivando a perdere 13 kg di peso corporeo. Protocollo che sconsiglio vivamente a chiunque pensasse anche solo per un attimo di provarlo.

Regimi dietetici del genere sono da applicare solo su prescrizione specialistica, dopo approfonditi esami diagnostici preliminari e in perfette condizioni di salute.

Il consulto specialistico è fondamentale quando si decide di seguire una dieta chetogenica VLCKD. Solo il medico o biologo nutrizionista ha le competenze per prescrivere un regime dietetico così rigido.

In questo capitolo voglio illustrarti come applico il mio personale protocollo specialistico quando un paziente si rivolge a me per una prescrizione dietetica personalizzata.

Nella mia pratica clinica quotidiana mi ritrovo a valutare pazienti di varie fasce di età, dall'infante all'adolescente, dall'adulto di età intermedia all'anziano. Così come diverse sono le professioni di ognuno di loro. Inoltre, presentano quadri clinici differenti per eventuali allergie e intolleranze alimentari, cibi più o meno graditi, assunzione di farmaci, presenza di patologie, pregressi interventi chirurgici, attività fisica.

Tutto questo fa sì che per ogni paziente l'elaborazione del piano dietetico debba essere rigorosamente personalizzato così come un abito sartoriale viene realizzato su misura.

In genere il primo contatto avviene telefonicamente. Al momento della prenotazione il paziente viene invitato a seguire alcuni accorgimenti già a partire dal giorno prima della visita (vedremo più avanti quali e perché) e a portare con sé tutti i referti clinici in suo possesso che possano aiutare ad inquadrare al meglio il suo stato di salute.

Al momento della visita il paziente viene invitato a compilare prima di tutto il modulo relativo ai dati personali per la tutela della propria privacy. Il secondo step è quello in cui il paziente viene sottoposto all'esame impedenziometrico segmentale della composizione corporea (BIA).

Prima di questo esame diagnostico strumentale, il paziente dovrà attenersi a specifiche norme comportamentali indispensabili per l'attendibilità e ripetibilità dell'esame stesso: digiuno da almeno tre ore anche dall'acqua, dal giorno prima non avere consumato pasti abbondanti né alcol, non praticare attività fisica dal giorno precedente, per le donne non avere il ciclo mestruale in corso né trovarsi in fase premestruale.

Si tratta di un esame che ci permette di studiare la composizione corporea nel dettaglio valutando le percentuali di massa grassa e massa magra sia generale che distrettuale, ovvero del tronco e degli arti superiori e inferiori. Possiamo determinare la presenza di grasso viscerale, ovvero di quello che espone maggiormente al rischio di sviluppare malattie metaboliche e cardiovascolari. Lo stesso esame permette di valutare lo stato di idratazione e l'eventuale ritenzione idrica.

Contestualmente all'esame impedenziometrico della composizione corporea vengono rilevati l'altezza, il peso corporeo e le circonferenze, con particolare attenzione per quella addominale. Dalla comparazione dei vari dati rilevati si determina la tipologia di struttura fisica: esile, media o robusta.

Il rilevamento della circonferenza addominale merita una menzione a parte poiché la stessa è indicativa per il rischio cardiovascolare. Al fine di ridurre tale rischio il suo valore non dovrebbe essere superiore a 102 cm nell'uomo e a 88 cm nella donna.

L'analisi di tutti i suddetti parametri corporei permette di fare la diagnosi finale di sottopeso, normopeso, sovrappeso, obesità lieve, intermedia o grave. In realtà, però, la diagnosi viene esposta al paziente solo alla fine della visita poiché è su di essa che viene argomentato il percorso terapeutico più adatto al singolo caso clinico.

Si continua con la raccolta dell'anamnesi familiare, ovvero si approfondisce la presenza di eventuali patologie nei familiari (genitori e fratelli/sorelle), con particolare riguardo per le malattie metaboliche come diabete e obesità. Ci sono molteplici patologie che presentano caratteristiche di familiarità, ovvero che si possono presentare in più casi nella storia clinica di una famiglia.

Fa seguito la raccolta dell'anamnesi fisiologica del paziente. Si tratta di raccogliere più informazioni possibili sulle abitudini del paziente: fumo, alcol, regolarità dell'alvo e della diuresi, qualità del sonno, attività fisica, professione.

L'anamnesi patologica remota viene approfondita dopo quella fisiologica. Serve per conoscere le malattie di cui può avere sofferto in passato il paziente ed eventuali interventi chirurgici a cui si è sottoposto. Rappresenta un momento importante della visita perché eventi precedenti possono aver influito nel tempo sullo stato di salute generale del paziente all'atto della visita.

L'anamnesi patologica prossima, invece, ci permette di analizzare la presenza di segni e sintomi clinici recenti che molto spesso sono il motivo per cui il paziente richiede una visita medica dietologica.

A prescindere dai problemi di peso possono essere presenti quadri clinici sintomatici/asintomatici riconducibili o concomitanti a problematiche metaboliche: difficoltà respiratorie a riposo e sotto sforzo, apnee notturne, incrementi dei valori della pressione arteriosa, alterazioni del profilo lipidico del sangue (colesterolo e trigliceridi), aumento della glicemia, mal di testa ricorrenti, disturbi digestivi, scarsa qualità del sonno, problematiche osteoarticolari, ciclo mestruale irregolare.

Viene analizzata la storia ponderale del paziente annotando il peso più basso e più elevato raggiunto nell'arco della vita, ovviamente riferendoci all'età adulta.

Importante capire se chi ho davanti ha sempre sofferto di problemi di peso (dall'infanzia, dall'adolescenza, dall'età adulta) oppure se l'incremento di peso è stato successivo ad un momento particolare della vita del paziente: studi universitari, interruzione dell'attività sportiva (a maggior ragione se di tipo agonistico), cambiamenti nella propria attività lavorativa, malattie, convalescenza dopo un intervento chirurgico, terapie farmacologiche, gravidanza, allattamento, stato depressivo.

Della storia ponderale fanno parte anche i precedenti percorsi di diete più o meno efficaci. Analizzo che tipo di diete e con che frequenza sono state seguite, e ancora:
-   se sono state associate a farmaci o integratori;

- se sono state seguite sotto la supervisione di un professionista o da autodidatta (passaparola, web, network, libri, riviste);
- se hanno portato a risultati degni di nota;
- se il peso raggiunto è stato mantenuto nel tempo;
- se successivamente al dimagrimento è stato adottato un regime dietetico di mantenimento a lungo termine;
- se alla dieta è stata associata attività fisica e se sì di che tipo;
- se si sono manifestati effetti collaterali riconducibili a precedenti diete o integratori.

Un momento fondamentale della visita dietologica è quello dell'anamnesi alimentare. È il momento in cui vado ad approfondire tutti gli aspetti inerenti le abitudini alimentari del paziente.

Chiedo espressamente:
- dove consuma abitualmente i pasti (casa, ufficio, ristorante, fast food, bar, ecc.);
- se è solito mangiare da solo o in compagnia;
- quanti pasti consuma quotidianamente e se ad orari prestabiliti;

- se predilige pasti abbondanti o ha l'abitudine di mangiucchiare al di fuori dei pasti principali (ad esempio prima di andare a letto);
- se mangia in fretta o dedica il giusto tempo alla degustazione del cibo;
- se è solito pesare i cibi e consumarli in base al loro apporto calorico;
- quali sono i cibi che non gradisce e quali sono quelli che consuma più frequentemente;
- quali bevande consuma ai pasti e al di fuori di essi (bibite gasate, succhi, cocktail, alcol, caffè);
- se prepara i pasti in maniera autonoma o meno.

Visiono gli esami di laboratorio in possesso del paziente e se è il caso ne prescrivo di ulteriori. Fra questi hanno particolare valenza diagnostica glicemia basale e post-prandiale (2 ore dopo il pasto), insulinemia basale e post-prandiale, creatinemia, azotemia, colesterolemia e trigliceridemia. Se necessario approfondisco l'indagine clinica richiedendo ulteriori esami del sangue come TSH, FT3, FT4 e anticorpi tiroidei.

Laddove c'è l'indicazione vengono richiesti altre indagini diagnostiche, come esame ecografico della tiroide e dall'addome completo. Vengono registrati gli eventuali farmaci assunti dal paziente. Viene prestata particolare attenzione soprattutto a quelli ad attività metabolica come gli ipoglicemizzanti.

È interessante notare come molti farmaci vengano ridotti nei dosaggi o addirittura sospesi in seguito alla perdita di peso ed alla normalizzazione di molteplici parametri come pressione arteriosa, glicemia, colesterolo e trigliceridi, insulinemia. Allo stesso modo, in pazienti affetti da sindromi dolorose croniche la regressione delle stesse ci permetterà di sospendere o ridurre la maggior parte delle terapie farmacologiche con antidolorifici.

Prima di prendere in considerazione il protocollo dietologico da seguire, spiego al paziente il suo quadro clinico argomentando non solo il peso corporeo ma soprattutto l'esame impedenziometrico segmentale a cui il paziente viene sottoposto già prima della visita medica.

Lo studio della composizione corporea è fondamentale per capire la singola condizione metabolica. Spesso molti pazienti presentano una ridotta percentuale di massa muscolare, condizione che favorisce di per sé l'accumulo di tessuto adiposo. Tale condizione assume ancora più rilevanza se sono gli arti inferiori a peccare in massa magra.

Questo esame, proprio per la sua peculiarità di analizzare la composizione corporea in modo segmentale, ci permette di quantificare il grasso viscerale e quindi l'eventuale rischio metabolico e cardiovascolare.

Un'elevata percentuale di grasso viscerale, in presenza di un eccesso ponderale, espone il soggetto sia uomo che donna alla possibilità di sviluppare patologie metaboliche, come il diabete, o cardiovascolari, come l'ipertensione arteriosa.

Altro parametro che viene valutato è lo stato di idratazione generale, con l'analisi dell'acqua intracellulare e dell'acqua extracellulare (il cui eccesso rappresenta uno stato di ritenzione idrica).

Lo studio impedenziometrico, dal punto di vista generale, è un esame importante perché non sempre l'indice di massa corporea (BMI, rapporto peso/altezza) è sufficiente a stabilire la condizione ponderale del paziente. Stabilire la percentuale di grasso corporeo di partenza ci permette di capire anche la qualità del dimagrimento nel momento in cui ripeteremo l'esame dopo un periodo di dieta.

La dieta chetogenica, se ben strutturata, ci permette sicuramente di ridurre la perdita di massa muscolare durante un percorso di calo ponderale rispetto ad un generico regime dietetico ipocalorico.

Risparmiare, e in alcuni casi addirittura incrementare, la massa magra è fondamentale per mantenere un buon tono muscolare ed evitare un calo del metabolismo basale. Questo si traduce ovviamente in un miglioramento dell'efficienza generale del paziente e rientra fra gli obiettivi principali della medicina anti-aging.

Una volta inquadrato il quadro clinico del paziente si passa a capire quanto lo stesso sia motivato a intraprendere un percorso di terapia nutrizionale e soprattutto qualora dovessimo prescrivere un protocollo di tipo chetogenico.

Io considero sempre tra i più motivati i soggetti che decidono di seguire una dieta ad agosto e dicembre. Il motivo è semplice. Si tratta di periodi nei quali solitamente vi sono altre priorità: vacanze, maggiore socializzazione, voglia di svago, tentazioni culinarie. Chi decide di iniziare una dieta in questi mesi, in genere, è fortemente motivato, e ha un bisogno così forte da essere disposto ad affrontare determinate rinunce in termini di alimentazione e socializzazione.

Tanto più un paziente sarà radicato nelle sue abitudini alimentari e tanto più complesso risulterà destrutturare tali abitudini. C'è chi ha la convinzione di mangiare già poco poiché non ha contezza delle calorie nascoste in molti cibi, soprattutto se elaborati. In questo contesto rientra anche l'eccessivo consumo di olio che nessuno quantifica quando insaporisce le pietanze.

Difficile dissuadere chi è convinto che poiché non mangia le fritture non si spiega come possa avere problemi di peso o di valori elevati di colesterolo e trigliceridi nel sangue. Una frittura se preparata bene e consumata saltuariamente è l'ultimo dei problemi.

C'è chi pensa di non poter fare a meno di carboidrati come pasta e pane perché "si sentirà sicuramente male". Verosimilmente hanno la necessità di consumarli perché abusandone vanno incontro a continue fluttuazioni della glicemia con conseguente continua fame di carboidrati (carb craving).

Ancora, qualcuno rinuncia a pasta e pane per poi rendersi magari conto di fare un consumo eccessivo di frutta che spesso sostituisce un intero pasto principale come il pranzo o la cena. Succede soprattutto con i pazienti più avanti con gli anni.

Molti non consumano i pasti principali per ritrovarsi a mangiucchiare più volte nell'arco della giornata, anche fino a notte fonda. In questo modo si perde il naturale equilibrio tra appetito e sazietà. L'obiettivo sarà quello di abituare il paziente a consumare i tre pasti principali meglio se completi per controllare il senso di fame.

Spesso l'alcol non viene considerato come responsabile del peso in eccesso, così vai giù di prosecco e senza rendertene conto oltre ad ingrassare danneggi fegato e microbiota intestinale. È una consuetudine molto difficile da eradicare e che talvolta sfocia nell'alcolismo.

I più attenti assumono vari tipi di integratori per depurarsi, rinforzare il sistema immunitario, contrastare l'invecchiamento, prevenire le malattie e chi più ne ha più ne metta. Peccato che si dimentichi che in tutti questi casi alimentazione e attività fisica rappresentino un aspetto imprescindibile per la salute di ognuno di noi, e che gli integratori sono molto utili ma da soli non possono fare miracoli.

In realtà, molti delegano agli integratori alimentari il compito di risolvere tutte le conseguenze del loro cattivo stile di vita. Approfonditi tutti gli steps finora esposti della prima visita dietologica, arriva il momento della prescrizione dietetica. In tale fase è fondamentale e prioritario stabilire con il paziente una sorta di patto che va oltre il classico consenso informato di routine.

Il paziente deve essere consapevole del percorso che sta per iniziare. Per tale motivo spiego nel dettaglio i pro e i contro delle varie scelte terapeutiche, in particolare se si tratta della dieta chetogenica. Solo dopo che il paziente ha compreso bene il protocollo che andremo ad affrontare mi occuperò dell'elaborazione del piano nutrizionale.

È importante che prima di iniziare a seguire una dieta chetogenica siano ben chiari i sintomi che potrebbero manifestarsi nei primi giorni del nuovo regime nutrizionale: mal di testa, nausea, inappetenza, alitosi, diarrea, senso di spossatezza, marcata astenia, difficoltà di concentrazione, dolenzia muscolare (nella maggior parte dei casi agli arti inferiori).

Tutto questo corteo sintomatologico è transitorio e nella maggior parte dei casi si manifesta solo con alcuni dei sintomi sopraelencati. Alcuni pazienti riferiscono una mancata comparsa di tali transitori "effetti collaterali".

Di contro, nei giorni a seguire, si avvertirà un senso di benessere generale (i corpi chetonici cominciano ad esercitare il loro effetto euforizzante sul tessuto cerebrale) accompagnato dall'assenza del senso di fame e da una sferzata di energia. Anche le funzioni cognitive risulteranno migliorate, così come il tono dell'umore.

Spesso, in questa fase in cui il paziente si sente motivato e carico di energia, è necessario raccomandare di astenersi dalla pratica di qualsivoglia esercizio fisico. La sensazione di benessere generale può invogliare anche il soggetto più pigro ad iscriversi in palestra, frequentare una piscina o praticare attività fisica all'aperto come corsa o bicicletta.

In realtà, nonostante questa piacevole sensazione, l'organismo non è ancora pronto ad utilizzare i corpi chetonici ai fini energetici, cosa che avviene invece in alcuni atleti ormai adattati a ripetuti regimi chetogenici.

Qualsiasi tentativo di esercizio fisico durante una dieta chetogenica, soprattutto se si tratta di una VLCKD, si rivelerebbe un fallimento a causa del rapido crollo dei livelli di energia nell'arco di pochi minuti. La prescrizione dell'esercizio fisico sarà oggetto di approfondimento andando più avanti nella lettura.

Un'obiezione spesso mossa dal paziente in fase di visita è la difficoltà a cui potrebbe andare incontro nella gestione quotidiana della dieta: mancanza di tempo per la preparazione delle pietanze, pasti consumati sul posto di lavoro, insofferenza nella pesatura dei cibi, rinunce alimentari.

La risposta ci viene data dall'industria alimentare che oggi mette a disposizione un'ampia varietà di pasti sostitutivi specificatamente preparati per essere inseriti all'interno di un piano dietetico chetogenico.

I pasti sostitutivi di ultima generazione hanno caratteristiche nutrizionali uniche (proteine di altissima qualità) associate ad elevata palatabilità e sicurezza alimentare.

Avendo interpretato la motivazione del paziente, chiarito con lui pro e contro della dieta chetogenica e smontato le sue obiezioni, siamo pronti a prescrivere il nostro piano dietetico.

In questa sede illustrerò esclusivamente come imposto una prescrizione dietetica chetogenica ipocalorica tralasciando volutamente le diete ipocaloriche bilanciate in macronutrienti (personalmente anche in quest'ultime preferisco mantenere la quota dei carboidrati entro il 45% delle calorie totali).

In base alla condizione metabolica e all'atteggiamento mentale del paziente decido se iniziare con una VLCKD piuttosto che una VLCD.

Nel primo caso avremo un piano dietetico basato esclusivamente sui pasti sostitutivi, mentre nella VLCD ai pasti sostitutivi aggiungeremo un pasto con proteine convenzionali, ovvero carne, pesce o uova. Per la VLCKD il numero di pasti sostitutivi nell'arco della giornata andrà da 4 a 5, ma in alcuni casi particolari arriveremo anche a 6 inserendo un pasto dopo cena.

Per la VLCD sceglieremo 3-4 pasti sostitutivi ed un pasto (pranzo o cena) con un secondo piatto proteico a base di carne, pesce o uova. Per entrambi i percorsi inseriremo due porzioni al giorno di verdure e ortaggi. La scelta fra queste sarà limitata poiché non tutte sono adatte a regimi dietetici chetogenici. Basti pensare, ad esempio, come 100 g di carote o zucca rossa contengano circa 7 g di carboidrati che diventano 14 g per una porzione da 200 g. Questi carboidrati associati ad altre piccole quantità derivanti dagli altri alimenti, inclusi i pasti sostitutivi, possono inibire il fisiologico processo chetogenico di una dieta a ridottissimo apporto di glucidi come la VLCKD.

La quantità d'olio d'oliva sarà il minimo indispensabile necessario per la preparazione dei pasti, ovvero due cucchiaini in totale nell'arco della giornata. Ricordiamoci che stiamo prendendo ad esempio una prescrizione a ridottissimo apporto calorico oltre che glucidico e che pertanto anche l'apporto di lipidi sarà molto basso.

Come bevande sono concesse acqua minerale (almeno 1,5 litri al giorno), tè, caffè ed eventuali bibite senza zucchero, come la Coca Light o Zero, di cui è meglio non abusare.

Assolutamente vietati zucchero bianco, zucchero di canna, fruttosio e miele. Se sarà necessario utilizzeremo del dolcificante al bisogno. L'aggiunta di sale da cucina ai cibi sarà necessaria per prevenirne la carenza, dato il ridottissimo apporto calorico.

Aggiungeremo un multivitaminico contenente anche sali minerali ed antiossidanti per garantire al paziente la completa assunzione di tutti i micronutrienti. L'assunzione di questa specifica formulazione è indispensabile durante una VLCKD o VLCD, per mantenere il fisiologico equilibrio acido-base dell'organismo, il sostentamento delle funzioni metaboliche cellulari, la protezione del normale funzionamento del sistema nervoso e delle cellule dallo stress ossidativo. Queste funzioni saranno pertanto garantite da vitamine del gruppo B, acido folico, selenio, magnesio, potassio, vitamine A – C – E.

Spesso, per prevenire l'insorgenza di un'eventuale stipsi, soprattutto in chi tendenzialmente già soffre di intestino pigro, viene associato un integratore che ha il compito di regolare la funzione intestinale e dalla specifica formulazione: aloe, rabarbaro, camomilla, finocchio dolce, passiflora.

La sua regolare assunzione ci permette di evitare il consumo di prodotti lassativi, di cui spesso si abusa e che possono innescare un circolo vizioso, con una vera e propria dipendenza da essi.

Talvolta, soprattutto nella fase iniziale della dieta o quando il paziente è sottoposto a molteplici fattori stressogeni esterni, prescrivo un integratore per favorire il benessere mentale e migliorare la qualità del sonno. Scutellaria, melissa e triptofano rappresentano un ottimo trittico per tale scopo.

Soggetti provenienti da abitudini alimentari decisamente malsane o che presentano un fegato in sofferenza (grasso epatico, transaminasi elevate) o un evidente stato di ritenzione idrica necessitano di integratori detossinanti che aiutino a depurare ulteriormente l'organismo. Tra questi troviamo: silimarina, lespedeza, orthosiphon stamineus, camelia sinensis, spirea ulmaria, hamamelis virginiana, ginko biloba.

Se il paziente ha iniziato il suo percorso con una VLCKD (solo pasti sostitutivi per un totale di circa 600 Kcal), dopo un periodo variabile dalle tre alle otto settimane passerà ad una VLCD (3-4 pasti sostitutivi ed un pasto proteico convenzionale per un totale di circa 800 kcal). Questa seconda fase avrà una durata variabile più o meno lunga secondo l'obiettivo che ci siamo prefissati con il paziente, anche se in genere preferisco che non superi le otto settimane al fine di evitare una sorta di adattamento metabolico. In alcuni casi, prolungare per troppo tempo anche una dieta efficace come la chetogenica può portare ad una fase di stallo del dimagrimento.

Prima di tornare ad un'alimentazione bilanciata per la stabilizzazione del peso raggiunto il paziente viene indirizzato ad una cosiddetta "fase di crociera". Si tratta di un percorso indispensabile per il mantenimento del peso e che deve essere seguito dal paziente in maniera rigorosa pena un recupero rapido dei chili persi.

Personalmente preferisco fare in modo che tale fase di transizione sia il più possibile graduale con un incremento di calorie e carboidrati "step by step".

Completata la seconda fase di dieta ovvero la VLCD, solitamente elimino un altro pasto sostitutivo optando per un altro pasto proteico convenzionale, ma non aggiungo ancora alimenti contenenti carboidrati. Questa terza fase può durare dalle due alle quattro settimane e il paziente potrebbe notare un ulteriore calo ponderale anche se nella maggior parte dei casi il peso tende a non variare.

Nella fase successiva avviene il reinserimento di una piccola fonte di carboidrati. La scelta ideale ricade su una piccola quantità di spaghetti cotti al dente, pasta integrale, legumi o pane integrale, anche se in genere il paziente fa richiesta di una porzione di frutta.

In questo modo, se da un lato il nostro organismo avrà la possibilità di adattarsi al graduale incremento calorico, dall'altro il pancreas non verrà stressato dalla reintroduzione di piccole quantità di carboidrati a basso indice glicemico e la produzione di insulina continuerà a mantenersi in un range fisiologico.

A tal fine, sono solito integrare la prescrizione dietetica di questa fase con uno o più modulatori dell'assorbimento dei carboidrati la cui formulazione è basata su inulina, fibra di guar, fibra di psyllium, fibra di frumento, galatto-oligosaccaridi, estratto secco di fagiolo.

Contestualmente alla reintroduzione dei carboidrati nell'alimentazione del paziente consiglio sempre un minimo di attività fisica di tipo aerobico. L'attività che più spesso consiglio poiché adatta alla maggior parte dei pazienti, anche quelli più pigri, è la camminata veloce monitorando la frequenza cardiaca.

Per calcolare la frequenza cardiaca possiamo utilizzare una delle tante specifiche app scaricabili sul nostro cellulare dallo store oppure procurarci un cardiofrequenzimetro da polso reperibile presso i negozi di articoli sportivi o di elettronica.

Ma qual è la frequenza cardiaca target per un buon lavoro aerobico a bassa intensità? Poiché in questa sede non ci rivolgiamo ad un pubblico di atleti cerchiamo di rimanere semplici. Per calcolare la frequenza cardiaca massima (FCmax) sarà sufficiente utilizzare una formula molto comune: $FCmax = 220 - età$. Su questo risultato andremo poi a calcolare il 65-70%. Il valore che ne verrà fuori ci indicherà la frequenza cardiaca che il nostro paziente avrà come riferimento durante la sua camminata veloce.

Oltre la frequenza cardiaca sarà importante anche la durata e la frequenza dell'esercizio fisico. Anche se un'efficace attività aerobica per definirsi tale necessita di almeno 40-50 minuti continuativi di esercizio fisico, non dimentichiamo che nella maggior parte dei casi il nostro paziente tipo non è avvezzo all'attività fisica o quanto meno non la pratica con regolarità da molto tempo. Pertanto, verrà consigliato di iniziare con 15 minuti per poi incrementare gradualmente di 5 minuti ogni 7-14 giorni fino a raggiungere magari i 50 minuti di camminata.

Altro parametro fondamentale affinché la nostra camminata risulti efficace nella gestione del peso corporeo è la frequenza con cui viene praticata. Così come la partitella della domenica non vi farà perdere la pancetta, allo stesso modo fare una lunga passeggiata nel week-end non vi darà alcun beneficio a parte quello di rilassarvi. La camminata veloce andrà praticata per almeno cinque giorni la settimana. In questo modo ne trarremo tutti i benefici sia a livello cardiovascolare che metabolico.

Ovviamente laddove risultino praticabili, potremo prendere in considerazione anche altre attività fisiche di tipo aerobico, come bicicletta, corsa, nuoto, ballo, ecc.

Per migliorare il tono muscolare generale sarebbe utile praticare, un paio di giorni a settimana, 30-40 minuti di esercizi di potenziamento muscolare sotto la supervisione di un istruttore. Anche il pilates può essere molto utile a questo scopo.

Quello di educare il paziente a muoversi di più è un compito spesso difficile per il medico poiché nella maggior parte dei casi, nonostante se ne parli tanto, i benefici dell'attività fisica vengono sottovalutati. Praticare esercizio fisico con regolarità oltre a controllare il peso corporeo migliora l'efficienza cardiovascolare, potenzia il sistema immunitario, rende più forte l'apparato osteoarticolare e muscolare, regola le funzioni intestinali, migliora il tono dell'umore, contrasta l'invecchiamento cerebrale, migliora la qualità del sonno.

L'esercizio fisico farà parte della strategia di mantenimento del peso corporeo. Ma in questa strategia il fattore determinante sarà ancora una volta lo stile alimentare.

Il paziente una volta raggiunto il peso desiderato potrebbe erroneamente pensare di ritornare alle vecchie abitudini alimentari dimenticando che proprio quest'ultime, molto probabilmente, sono state la causa dei suoi problemi di peso.

Durante il percorso di dimagrimento, il paziente viene sottoposto a periodiche visite mediche per monitorare lo stato di salute, verificare l'andamento del peso, risolvere eventuali dubbi e problematiche, apportare modifiche alla dieta, sostenerlo psicologicamente.

Durante questo percorso è mio compito guidare il paziente in un viaggio che mi piace definire "educational". Ogni visita diventa momento di confronto, per affrontare insieme le quotidiane difficoltà nella gestione della dieta ed educare il paziente ad un nuovo stile di vita. Quindi, in realtà, la programmazione della fase di stabilizzazione del peso viene intrapresa fin dall'inizio del percorso di dimagrimento.

Ma qual è la dieta di mantenimento ideale? Esiste un segreto per non ingrassare nuovamente? Non esiste una verità assoluta e tutto è perfettibile, ma grazie ad oltre 25 anni di attività professionale ho avuto modo di elaborare un programma nutrizionale di base che viene di volta in volta personalizzato per ogni paziente.

Considerando i sette giorni della settimana, strutturo il piano nutrizionale creando un leggero deficit calorico nei primi 5/6 giorni, per poi lasciare il paziente totalmente libero di mangiare ciò che vuole nel week end.

Le calorie in eccesso consumate nel fine settimana saranno ampiamente compensate dalla riduzione calorica che attueremo dal lunedì al venerdì o al pranzo del sabato. Bisogna chiarire che oscillazioni ponderali nell'ordine di 1-2 kg non devono allarmare il paziente. Per la donna questo avviene spesso negli ultimi giorni della fase premestruale ed è semplicemente dovuto alla maggiore ritenzione idrica tipica di questa fase.

Allo stesso modo noteremo un incremento del peso se ci peseremo il lunedì mattina dopo un fine settimana in cui avremo consumato pasti più abbondanti. Sarà sufficiente riprendere la normale alimentazione lievemente ipocalorica per tornare al proprio peso nell'arco di 1-2 giorni.

Laddove invece i chili in eccesso dovessero diventare più di un paio sarà necessario confrontarsi con il medico sottoponendosi ad una visita di controllo per capire quali errori alimentari si stanno commettendo.

Come dico sempre ai miei pazienti nel corso della prima visita, dimagrire è importante ma stabilizzare nel tempo il risultato raggiunto lo è molto di più. Sicuramente quello indicato fin qui può apparire come un percorso impegnativo ma che ripaga alla grande in termini di benefici sulla salute fisica e mentale.

RIEPILOGO DEL CAPITOLO 5:

- SEGRETO n. 1. Il consulto specialistico è fondamentale quando si decide di seguire una dieta chetogenica VLCKD. Solo il medico o biologo nutrizionista ha le competenze per prescrivere un regime dietetico così rigido.

- SEGRETO n. 2. I pasti sostitutivi di ultima generazione hanno caratteristiche nutrizionali uniche (proteine di altissima qualità) associate ad elevata palatabilità e sicurezza alimentare.

- SEGRETO n. 3. La "fase di crociera" è un percorso indispensabile per il mantenimento del peso e che deve essere seguito dal paziente in maniera rigorosa pena un recupero rapido dei chili persi.

- SEGRETO n. 4. L'attività fisica sarà efficace solo se praticata con regolarità. Così come la partitella della domenica non vi farà perdere la pancetta allo stesso modo fare una lunga passeggiata nel week-end non vi darà alcun beneficio.

- SEGRETO n. 5. La programmazione della fase di stabilizzazione del peso viene intrapresa fin dall'inizio del percorso di dimagrimento.

Conclusione

Siamo arrivati alla fine di questo libro e spero che tu abbia potuto apprezzare tutta la mia passione per lo studio della nutrizione e dell'anti-aging. La mia professione è anche il mio stesso stile di vita. Le mie abitudini mi hanno portato a migliorare la qualità della mia vita e delle persone che mi circondano.

Una persona con una buona salute fisica e mentale molto probabilmente sarà anche un buon compagno di vita, un esempio per i propri figli, un efficiente professionista, un capo che traina i propri collaboratori.

Abbiamo visto insieme quali benefici puoi ottenere nel breve e lungo termine adottando un corretto stile alimentare per ottenere il tuo benessere psico fisico e vivere in salute. Ti ho illustrato quali scelte sbagliate spesso facciamo a tavola e quanto siano diffusi i falsi miti nell'alimentazione. La cattiva informazione talvolta si basa sui luoghi comuni.

Adesso hai ben chiaro il concetto di nutrizione chetogenica e come è strutturato uno stile alimentare a bassissimo apporto di carboidrati. Grazie alle attuali evidenze scientifiche che hanno sdoganato le false credenze hai capito quanto siano sicure le diete proteiche.

Sappiamo come rendere efficiente il nostro sistema immunitario, per vivere in salute e garantirci benessere e qualità di vita per gli anni a venire. Le corrette scelte alimentari, così come una regolare attività fisica, sono fondamentali per renderlo forte ed efficiente.

Evidente a questo punto come la prevenzione interessi altri aspetti della nostra salute: controllo del peso corporeo, buon funzionamento del sistema endocrino, diabete, malattie cardiovascolari e respiratorie, problematiche osteoarticolari, patologie neurologiche, invecchiamento generale, infiammazione dell'organismo.

Hai avuto modo di vedere nel dettaglio il mio personale approccio nella valutazione clinica del paziente e come elaboro un percorso di dimagrimento partendo dalla prescrizione di una dieta VLCKD per arrivare alla fase di stabilizzazione del peso. Questo percorso è ovviamente personalizzato e prevede anche la tipologia di attività fisica da consigliare e la prescrizione di specifici integratori a supporto di dieta ed esercizio fisico.

Chi decide di intraprendere tale protocollo ottiene indubbi benefici a breve, a medio e a lungo termine: rapido dimagrimento in assenza di fame, stabilizzazione del tono dell'umore e dell'efficienza psico-fisica, aumento del tono muscolare, miglioramento dei parametri ematochimici, riduzione dello stato generale d'infiammazione dell'organismo e degli episodi di cefalea per chi ne soffre, miglioramento delle funzioni digestive.

Mi scuso se in alcuni capitoli sono stato poco chiaro usando magari un linguaggio troppo tecnico che ha reso difficoltosa la comprensione degli argomenti affrontati. In alcuni casi per esprimere alcuni concetti risulta complicato per un medico fare a meno della terminologia scientifica.

Ringrazio tutti i miei pazienti. È grazie alla loro fiducia se in tutti questi anni sono riuscito ad accumulare casi clinici e far crescere la mia esperienza professionale nel campo della nutrizione e della medicina anti-aging. Ringrazio soprattutto te che hai scelto questo mio libro e sei pazientemente arrivato fino a quest'ultimo capitolo. Questo è per me motivo di grande gratificazione e stimolo per continuare ad approfondire i miei studi specialistici.

Il mio progetto finale è quello di divulgare il più possibile i principi su cui basare il proprio stile di vita affinché ognuno possa beneficiarne. Tutti hanno diritto a godere il migliore stato di salute fisica e mentale, contrastando efficacemente l'invecchiamento per la migliore qualità di vita possibile.

Se vuoi puoi diventare anche tu protagonista di questo progetto aiutandomi a migliorarlo con il tuo feedback. Spunti e riflessioni possono essere estremamente utili per capire come perfezionare sempre più il modo di comunicare le mie conoscenze e saranno sicuramente un incentivo per continuare ad approfondire da parte mia l'affascinante mondo della nutrizione e dell'anti-aging.

Puoi aiutarmi attivamente lasciando una tua recensione su Amazon dopo che avrai completamente "metabolizzato" il mio libro. Te ne sarei infinitamente grato. Se lo desideri, hai la possibilità di trovare ed approfondire ulteriori argomenti andando sui seguenti link:

DOTT.GIUSEPPE CASSIBBA

www.drcassibba.it

https://www.facebook.com/medicinaesteticacassibba

https://www.instagram.com/medicinaesteticacassibba

NUTRIZIONE CHETOGENICA

www.nutrizionechetogenica.it

https://www.facebook.com/nutrizionechetogenicacassibba

https://www.instagram.com/nutrizionechetogenica

www.pentadiet.it

CASSIBBA INSTITUTE

www.cassibbainstitute.it

https://www.facebook.com/cassibbainstitute

https://www.instagram.com/cassibbainstitute

https://www.facebook.com/groups/CASSIBBAPROAGING

info@cassibbainstitute.it

ANTIAGE INSTITUTE

www.antiageinstitute.it

https://www.facebook.com/poliambulatorioantiageinstitute

https://www.instagram.com/antiage_institute